脳トレーニング研究会編

シニアの脳トレーニング⑩

コピーして使える シニアのクイズ絵&言葉遊び・記憶遊び

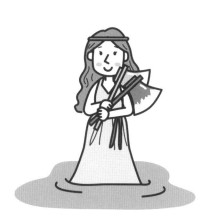

黎明書房

はじめに

　おかげさまでシニアの脳トレーニングシリーズも10巻に到達いたしました！　これからもどうぞよろしくお願いいたします。

　今回の脳トレーニングは，「クイズ絵」「言葉遊び」「記憶力遊び」などをテーマにした問題を38種類ご用意いたしました。

　「クイズ絵」は江戸時代に流行した庶民の遊び「判じ絵」のことで，絵を使ったなぞなぞです。

　「言葉遊び」や「記憶力遊び」は言うまでもありませんが，頭をフルに使います。どんどん頭を回転させてください！

　中には難しい問題もあるかもしれませんが，色々な可能性を考えて答えを探してみてください。

　あれなんだっけ？　これかもしれない！　と悩んだり，ひらめいたり……。たとえ答えがはずれだったとしても，頭を鍛えるには考えることそのものが重要です。なお，この本を施設などで使われるときは，適宜コピーしてください。

　それでは脳トレーニングをお楽しみください！

2019年6月

脳トレーニング研究会

＊小学校で習う漢字は，2020年4月1日から施行される新しい小学校学習指導要領の「学年別漢字配当表」によりました。

もくじ

はじめに 2

1 クイズ絵，ウォーミングアップ 6

2 クイズ絵　〇〇しい編 7

3 令和の令はどう書くの？ 8

4 クイズ絵を楽しもう 9

5 大自然の間違い探し 10

6 ことわざクイズ 12

7 料理に出てくる漢字を読んでみよう 13

8 クイズ絵，ここはどこ？ 14

9 ダジャレを楽しもう 16

10 同じ目を見つけよう 17

11 「゛」「゜」クイズ絵 18

12 決まり文句虫食いクイズ 20

13 なくなったお菓子はどれでしょう 21

14 文章問題　スズメは何羽？ 23

15 どっちが正しい言い方？ 24

16 いなくなったものは，どれでしょう。 25

17 漢字パズル　小学校で習う漢字編 28

18 カレンダークイズ（算数） 30

19 日本の歴史おもしろクイズ 31

20 しりとり1・2・3 32

21 読めたら最高にうれしい漢字クイズ 34

22 果物をつなごう 36

23 季語のクロスワードパズル 37

24 俳句を作って黎明俳壇に投句しよう 39

25 文字の打ち間違いをさがそう 40

26 年号はいつまで？ 42

27 帽子探し 43

28 待ち合わせ場所に行こう 44

29 漢字・ひらがな・カタカナのクイズ絵 46

30 漢字クロスワードパズル 49

31 いろんな題名，どんな色？ 50

32 なくなったものは，どれでしょう。 51

33 視力検査記憶遊び 53

34 よく聞くカタカナ語 55

35 この数字は何でしょう 56

36 世界一・日本一クイズ 57

37 おまけの漢字クイズ絵 58

38 名歌・名句穴埋めクイズ 59

解答 60

コラム
今日のおみくじ 27
あなたの頭の回転度？ 45

1 クイズ絵，ウォーミングアップ

　江戸時代にはやった判じ絵（クイズ絵）の現代版です。いったいなんでしょう。

①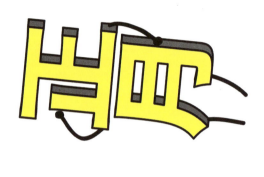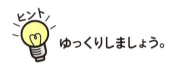

②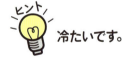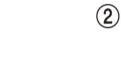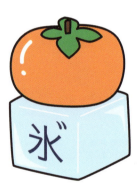

③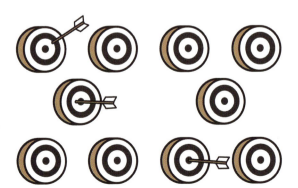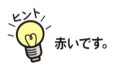

2 クイズ絵　○○しい編

二つ同じ絵が並んでいます。さて，どう読むのでしょう。

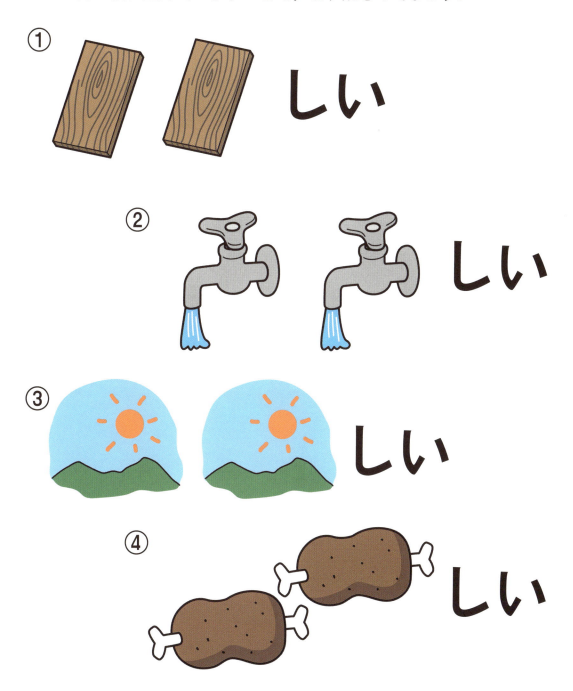

3 令和の令はどう書くの？

　令和の令は，いろいろ書き方があります．代表的なのが令と令です。ではどちらが正しいでしょうか。

① 令和

② 令和

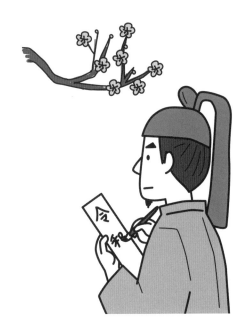

③ 令和と令和 どちらも正しい

＊令和の令は，令嬢，ご令室様などの令で，うるわしいという意味です。

4 クイズ絵を楽しもう

　江戸時代にはやった判じ絵（クイズ絵）の現代版です。頭をひとひねりしてください。

① 何もないようですが…。

ヒント　果物です。

②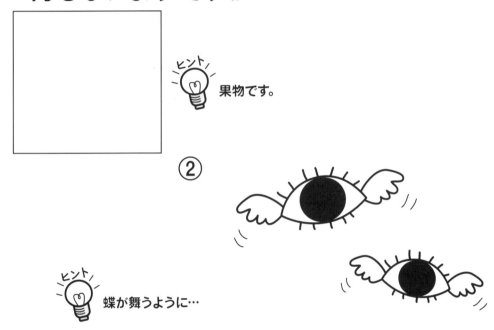

ヒント　蝶が舞うように…

④

ヒント　のばします。

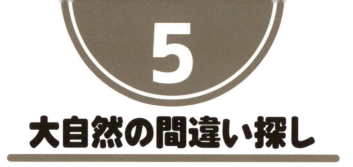

大自然の間違い探し

アフリカの大自然です。

このページの絵と右のページの絵では，違いが5つあります。違いをさがしてください。

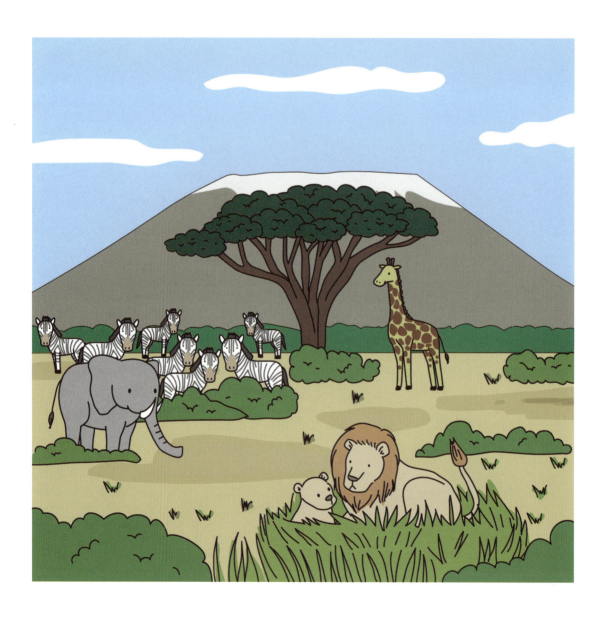

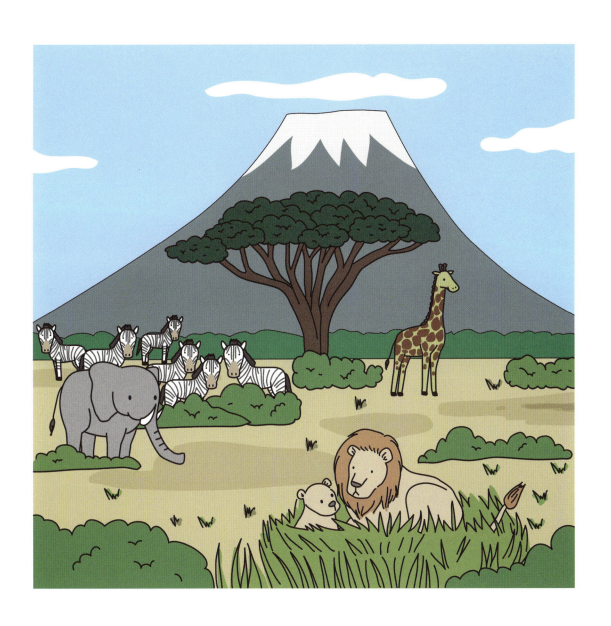

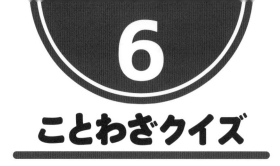

ことわざクイズ

□に下の四角から漢字を選んで一字入れてください。何度も使う字があります。

① 今□は人の身，明□は我が身。

② □いて極楽，□て地獄。

③ 金の切れ□が，縁の切れ□。

④ □を聞いて，□を知る。

⑤ □光を見ずして，結構と□うな。

| 一 | 目 | 見 | 日 |
| 言 | 十 | 聞 | |

7
料理に出てくる漢字を読んでみよう

料理には，ふだんあまり使わない漢字が出てきます。
読み方の正しい方を選んでください。

① 麺　　　（パン・メン）

② 炒める　（から（める）・いた（める））

③ 缶詰　　（かんきつ・かんづめ）

④ 蒸す　　（む（す）・こ（す））

⑤ 酢　　　（こうじ・す）

⑥ 辛子　　（しんこ・からし）

⑦ 尾　　　（お・び）
　＊魚の数え方です。

8 クイズ絵，ここはどこ？

江戸時代にはやった判じ絵（クイズ絵）の現代版です。よく知られた地名を表わしています。いったいどこでしょう。

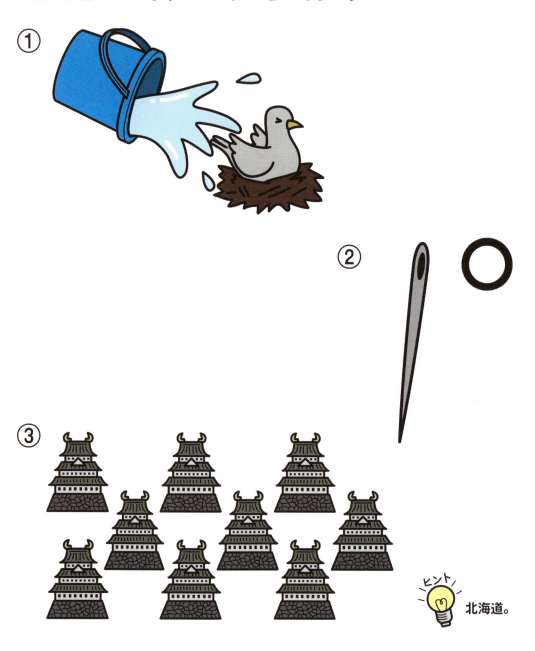

ヒント　北海道。

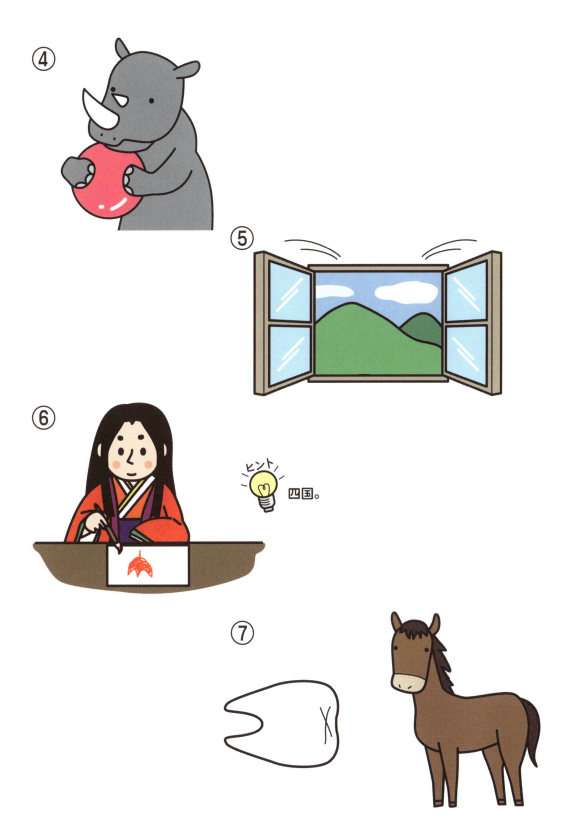

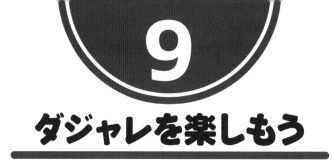

ダジャレを楽しもう

　ダジャレを飛ばすことほど，楽しいことはありません。ダジャレを飛ばすほど頭が冴えてきそうです。では，次の□の中に，ひらがなを入れてダジャレを作ってください。

① 　大きな池が日照りで干上がって困ってしまったよ。
　　　□□ないねえ。

② 　いい景色だけど，なかなか俳句ができなくて。
　　　僕は作ることなんて□□ならないね。

③ 　おいしそうな刺身を前にして迷い箸をしちゃったよ。
　　　□□□ないなあ。

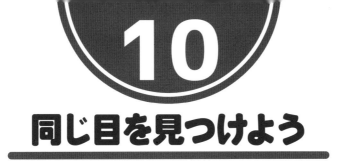

同じ目を見つけよう

マスクをしていても，目だけはごまかせません。

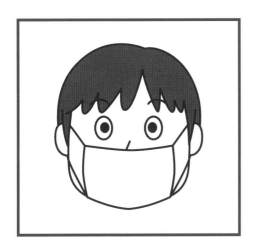

と同じ目をした人を当ててください。

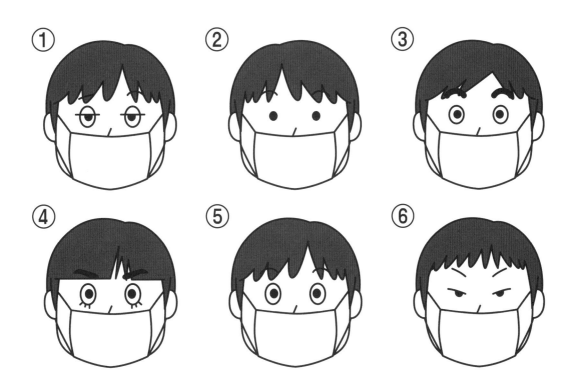

11 「゛」「゜」クイズ絵

江戸時代にはやった判じ絵（クイズ絵）の現代版です。濁点（゛），半濁点（゜）を足していったいどう読むのでしょう。あててください。

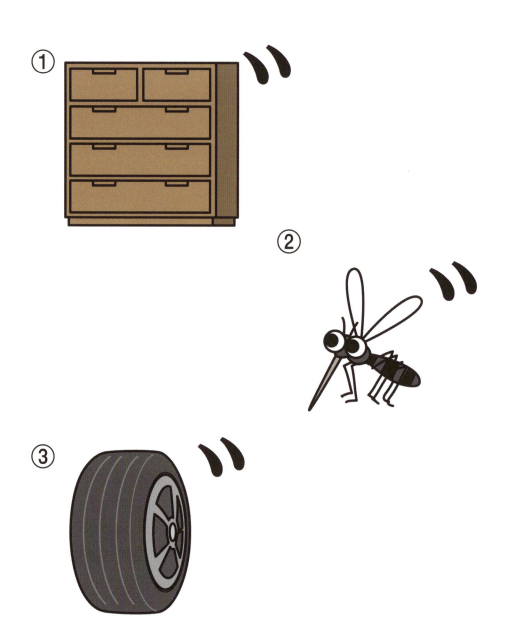

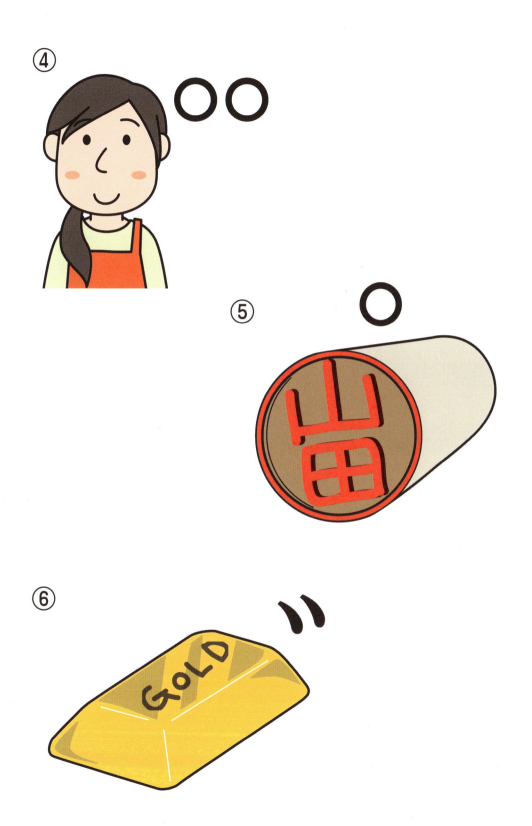

12 決まり文句虫食いクイズ

言葉には決まった言い方がたくさんあります。例えば，「話に花が咲く」とか。では，次の決まった言い方を，□にひらがなを入れて完成させてください。

① 泣きっ面に□□。

② 寝る子は□□つ。

③ 重箱の□□をつつく。

④ におい□□□□，味しめじ。

⑤ □□にも棒にもかからない。

⑥ 天高く，馬肥ゆる□□。

⑦ 住めば□□□。

⑧ くちばしが□□□い。

⑨ 青菜に□□。

⑩ 夕立は□□の背を分ける。

13
なくなったお菓子はどれでしょう

　はじめお菓子はこれだけありました。これらのお菓子を 10 秒ほど見て，次のページの問題に答えてください。

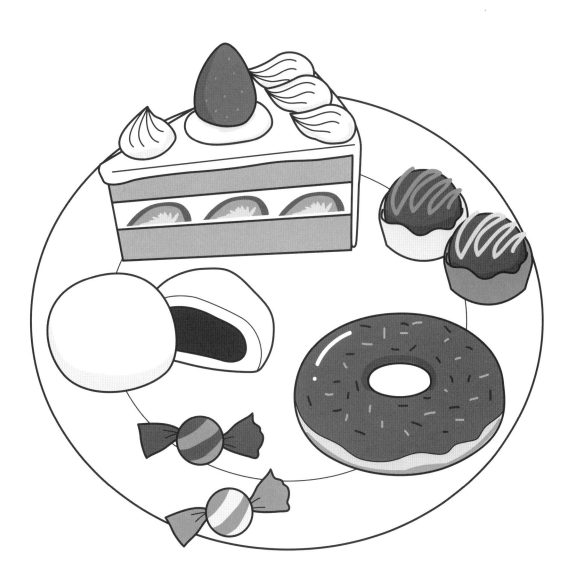

| 問題 | なくなったお菓子はどれでしょう。

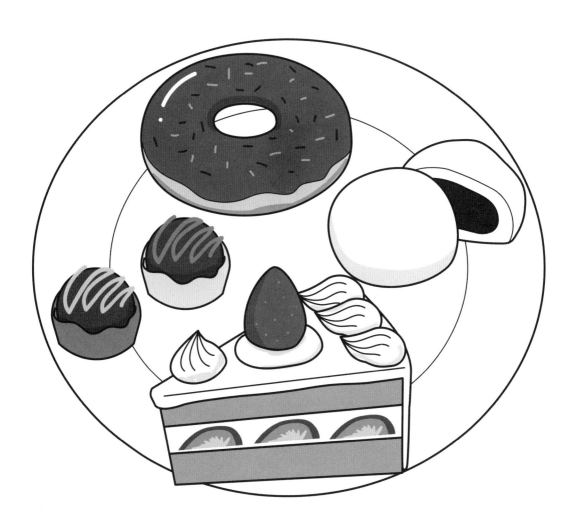

14 文章問題 スズメは何羽？

次の文章を読んで問題に答えてください。まじめな問題です。

① スズメは何羽？

スズメが6羽，仲良く電線に並んでいます。その内2羽が東へ飛んで行きました。しばらくすると，スズメが3羽西からやって来て，電線に止まりました。やがて，5羽のスズメが南へ飛んで行きました。今，電線に止まっているのは何羽でしょう。

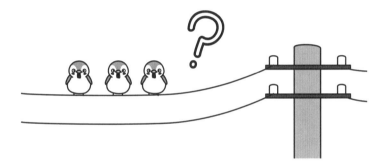

② エレベーターから降りた人は？

4階建ての建物です。1階で5人乗りました。2階で2人降り，すぐに2人乗りましたが，1人が後から駆け込んできました。3階では，3人降りました。しかし，その内1人は急いでまたエレベーターに戻りました。4階では，全ての人が降りました。では，4階で降りた人は何人でしょう。

15 どっちが正しい言い方？

思わず迷ってしまうことがある言葉です。どちらが正しいでしょう？

① 一段落の読み方。どちらが正しいか？

　ア　いちだんらく
　イ　ひとだんらく

② 同じ悪者仲間のこと。どちらが正しいか？

　ア　一つ穴のムジナ
　イ　二つ穴のムジナ

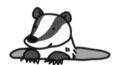

③ 気を使う必要のない友だち。どちらが正しいか？

　ア　気が置ける友だち
　イ　気が置けない友だち

④ 的確な指摘。どちらが正しいか？

　ア　的を射た指摘
　イ　的を得た指摘

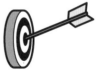

16

いなくなったものは，どれでしょう。

　色々なものがいます。10秒ほど見て，次のページの問題に答えてください。

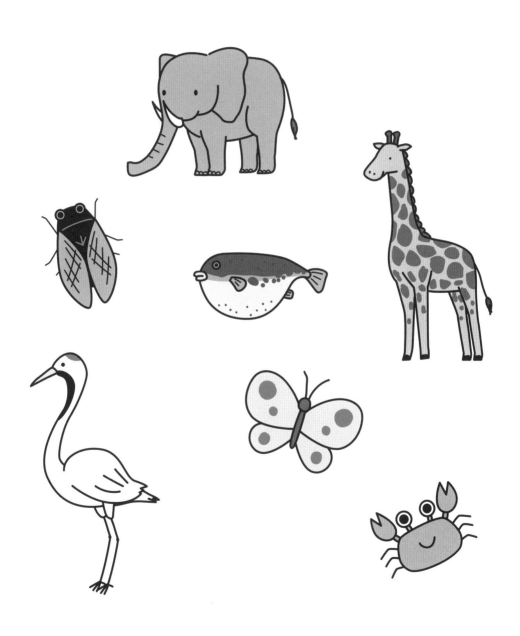

| 問題 | いなくなって，入れ替わったものはなんでしょう。

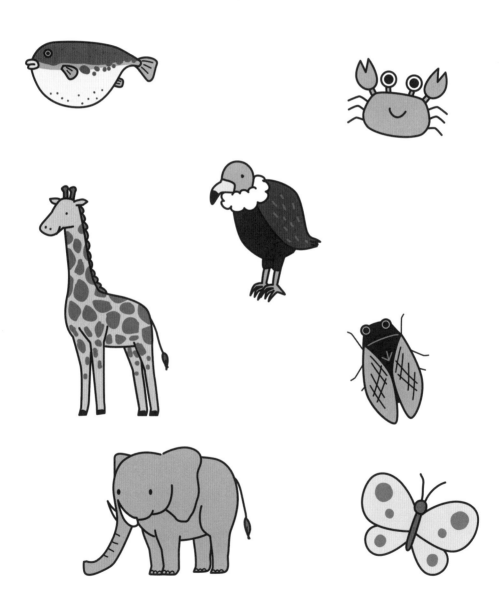

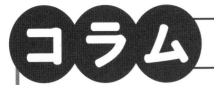

今日のおみくじ

朝起きたら、あみだくじで今日の運勢を占いましょう。
① A～Eを選んでください。
② 選んだら、横棒を2本書いてください。
③ あみだくじを引いてください。
④ 当たったのが、あなたの今日の運勢です。

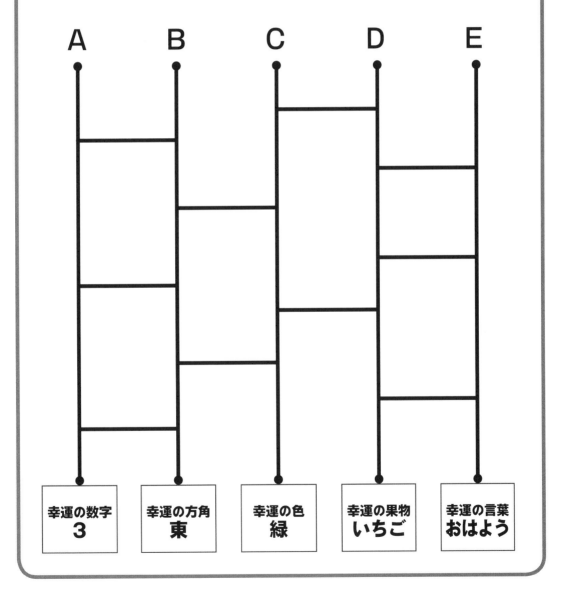

17 漢字パズル　小学校で習う漢字編

　真ん中の空欄に漢字を一字入れてください。一度に三つの二字熟語ができます。すべて，小学校1年生から6年生で習う漢字を使ったパズルです。

例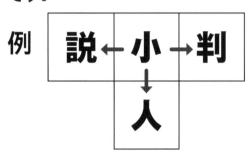

＊すべて，外に向かって読みます。

①
人		会
	臣	

②
流		心
	止	

③
山		貨
	属	

④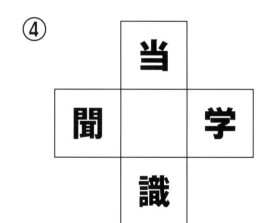

⑤
```
      深
　力 □ 軍
      車
```

⑥
```
      放
　従 □ 求
      加
```

⑦
```
      歩
　展 □ 化
      行
```

⑧
```
      男
　山 □ 虫
      女
```

⑨
```
      土
　民 □ 立
      会
```

⑩
```
      物
　活 □ 身
      命
```

18 カレンダークイズ（算数）

　ある月のカレンダーの一部です。空いているマスに正しい日にちを入れてください。

日	月	火
	15	

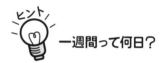
一週間って何日？

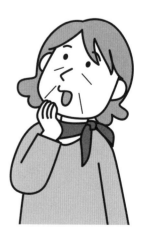

19 日本の歴史おもしろクイズ

　日本の長い歴史の中では，おもしろいこと，めずらしいことが色々あります。では，答えてください。

① 奈良時代，富士山は噴火した。○か×か？

② 清少納言は，冬は何が好きだったか。三つから選んでください。
　　　（　早朝　　真昼　　夕方　）

③ 島根県の石見銀山の最盛期，日本の銀の産出量は世界の何分の1だったか。
　　　（　2分の1　　3分の1　　10分の1　）

④ 水戸黄門の大好物は？
　　　（　卵焼き　　鮭の皮　　豆腐　）

⑤ 江戸時代，日本に来たことのある動物は？
　　　（　カバ　　恐竜　　象　）

⑥ 日本人が全員，苗字を名乗るようになったのは，いつからか。
　　　（　平安時代　　江戸時代　　明治時代　）

⑦ 戦前，ノーベル賞候補になった日本人がいる。○か×か？

20 しりとり1・2・3

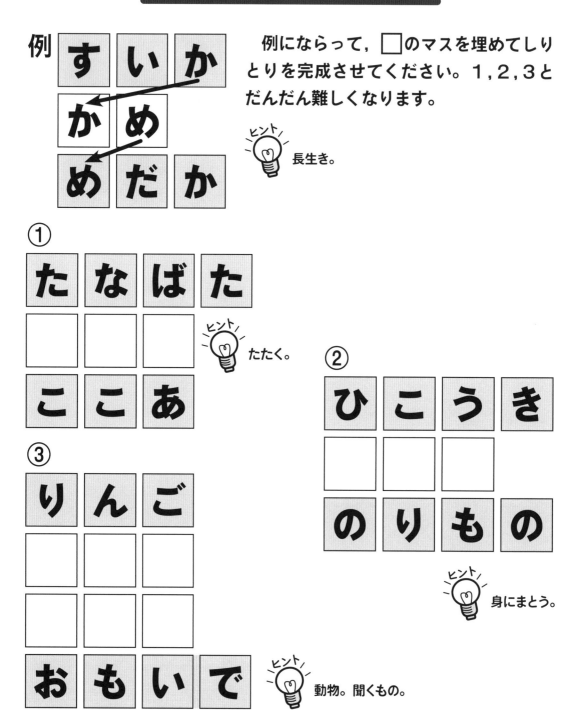

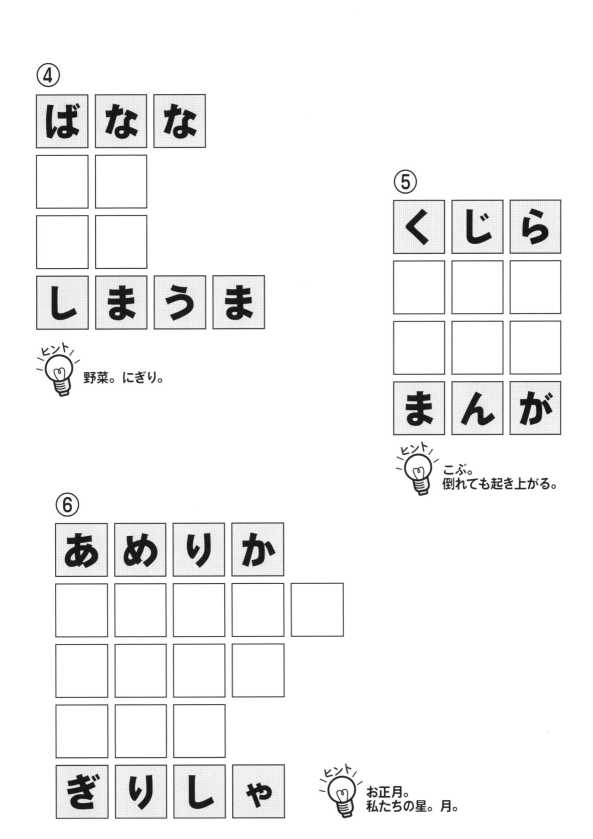

読めたら最高にうれしい漢字クイズ

　どこかで見たような漢字だけど，なかなか読めない漢字です。答えを3つから選んでください。

① **醤油**
　ア　こしあぶら　　　イ　さけあぶら　　　ウ　しょうゆ

② **薔薇**
　ア　ばら　　　　　　イ　わらび　　　　　ウ　ぜんまい

③ **四葩**
　ア　よつば　　　　　イ　よひら　　　　　ウ　よはな

④ **紙魚**
　ア　しみ　　　　　　イ　かみうお　　　　ウ　しぎょ

⑤ **田螺**
　ア　でんら　　　　　イ　たつくり　　　　ウ　たにし

⑥ **馬酔木**
　ア　あしび　　　　　イ　ねむのき　　　　ウ　うまねむり

⑦　紐育
　　ア　おびひも　　　イ　ニューヨーク　　ウ　ハイドパーク

⑧　足袋
　　ア　あしぶくろ　　イ　くつした　　　　ウ　たび

⑨　齷齪
　　ア　あくせく　　　イ　げた　　　　　　ウ　おくそく

⑩　皸
　　ア　ぐんて　　　　イ　しわ　　　　　　ウ　あかぎれ

⑪　所謂
　　ア　しょい　　　　イ　いわゆる　　　　ウ　おしゃべり

⑫　蝸牛
　　ア　かたつむり　　イ　うずうし　　　　ウ　からぎゅう

⑬　九十九折
　　ア　きゅうじゅうきゅうおり　　イ　くくせつ
　　ウ　つづらおり

⑭　柊
　　ア　ひいらぎ　　　イ　たらのき　　　　ウ　つばき

22 果物をつなごう

例のように縦や横に進んで，線が交わらないように同じ果物をつないでください。

例

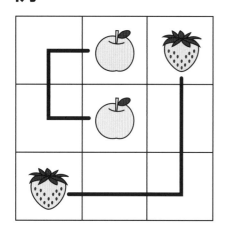

② 難易度★★

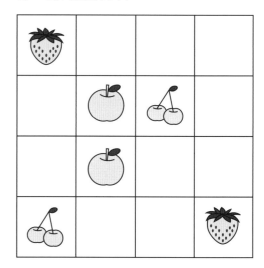

① 難易度★

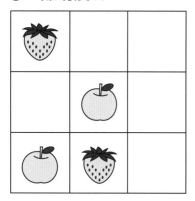

③ 難易度★★★

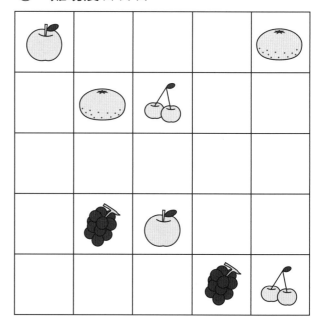

23 季語のクロスワードパズル

今，俳句が大はやりです。では，季節の言葉（季語）を入れて，季語クロスワードパズルを完成させてください。

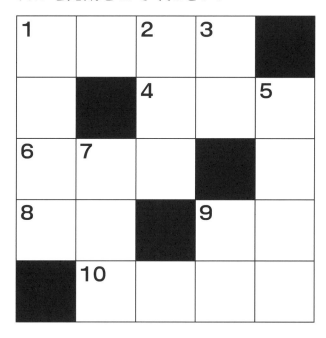

タテのカギ
1　漬物やなべ物にするとおいしい冬の野菜。
2　5月ごろ白い花を咲かせる昔から日本にある植物。
3　縁起の良い魚とされる。桜の咲くころ桜色を帯び，一番おいしい時である。
5　お正月の飾りに使うシダ。
7　いよいよ本格的な秋。
9　秋には品評会あります。

ヨコのカギ
1　お正月の羽根つきに使うもの。（正月）
4　梅の実が熟す頃の長雨。夏。
6　春に咲く日本の花といえば……。
8　秋の木の実，栗の実を覆っているものです。
9　日本の国鳥です。繁殖期は春ですので，季節は春です。
10　つばめの別名。季節は春。

秋祭

五

＊秋祭貧しき頃は待ちに待ち

七

藤春男

五

夜の雪

五

＊夜の雪形のままに積もりおり

七

稲垣美保子

五

●好きな季語で、自由に作ってください。

24 俳句を作って黎明俳壇に投句しよう

＊投句は無料です。黎明俳壇については、この本の最後の広告頁を見てください。

四季の俳句を作りましょう。はじめは、五・七・五の最初の五に季語を入れると作りやすいです。黎明俳壇の入選作を添えましたので、参考にしてください。みな素敵な俳句ばかりです。必ずしもこの季語で作る必要はありません。読者のみなさんの好きな季語で作ってください。

五	七	五
春が来た		

＊春が来たつくしがぽっと出てきたよ　　古城みどり

五	七	五
鯉のぼり		

＊鯉のぼり二階の窓から顔を出す　　堀ひで子

25
文字の打ち間違いをさがそう

　友達からメールが来ました。彼はあまりキーを打つのが得意じゃないので，ひらがなのおかしなところがいくつもありました。では，おかしなところはどこでしょう。直してください。

①

　今度の日曜日はひかですか。ひかだったら，おひるでもどうですか。
うかい，イタリア料理の店があるので。

②

　旅のおみやげを渡しうたいと思います。つごうのいいひがあっうたらおしうえてください。

③

　いま，ＳＦしょうせつ「にほんちんほつ」をよんています。ほんとうにちんほつするのてはないかと，しんはいです。

④

今日わ朝ラジオ体操え行きました。からだおうごかしたらさっぱりしました。

⑤

せんゅうは，かぜをひきまたけど，もうげんきです。

⑥

やきうをみにいきました。おうえんチームがまけてがかりです。

⑦　⑦だけ，漢字の間違いです。

日曜日は，ポチと三歩です。ところが急に雨が降ってきて太変でした。

26 年号はいつまで？

　2019年5月1日から,年号が平成から令和に変わりました。これで,4代生きたことになる方もおありでしょう。
　さて,次の年号はいつまで続いたでしょう。3つから選んでください。

① 明治
（　45年　　50年　　55年　）

② 大正
（　5年　　15年　　25年　）

③ 昭和
（　62年　　63年　　64年　）

④ 平成
（　29年　　30年　　31年　）

⑤ では,明治の前の年号の「慶応」はいつまで続いたでしょう。
（　2年　　3年　　4年　）

27 帽子探し

花子さんと太郎さんの帽子を探してください。

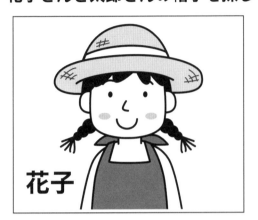
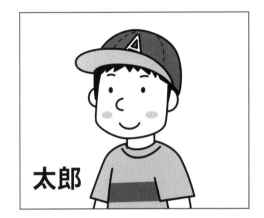
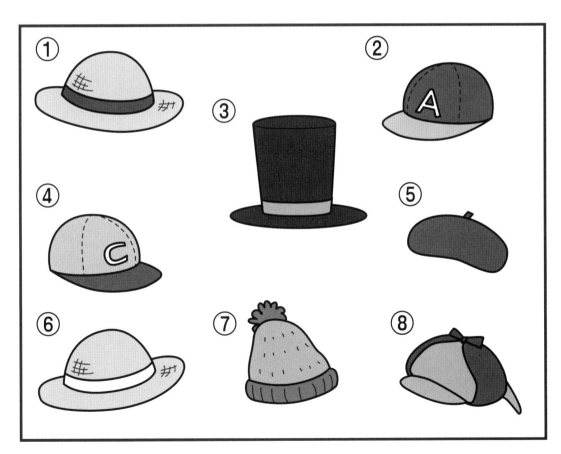

28 待ち合わせ場所に行こう

　愛子さんと洋一さんが待ち合わせをしました。愛子さんは，次のように洋一さんからケータイで道順を聞きました。
　「まっすぐいくと信号があるので，向こうに渡って左に行くと，コンビニがあるから，そこを右にまがって，しばらく行くと，道の右側に郵便ポストがあるから，そこで待ってて。」
　正しい待ち合わせ先はどこでしょう。下の地図のA,B,Cから選んでください。

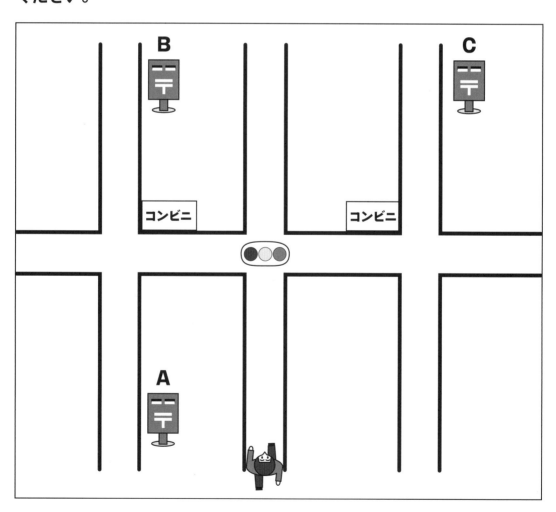

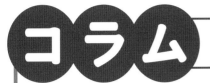 あなたの頭の回転度？

　1分間にアのつく言葉をいくつ書けますか。まずは，10以上書いてみましょう。（人の名前や地名はのぞきます）

①	①	①
②	②	②
③	③	③
④	④	④
⑤	⑤	⑤
⑥	⑥	⑥
⑦	⑦	⑦
⑧	⑧	⑧
⑨	⑨	⑨
⑩	⑩	⑩
⑪	⑪	⑪
⑫	⑫	⑫
⑬	⑬	⑬

○アの次は，カのつく言葉を10以上書いてみましょう。
○カの次は，サのつく言葉を10以上書いてみましょう。

29

漢字・ひらがな・カタカナのクイズ絵

　江戸時代にはやった判じ絵（クイズ絵）の現代版です。文字がいくつもならんでいます。いったいどう読むのでしょう。あててください。

① 番

② 物物

③ 歩
　歩歩

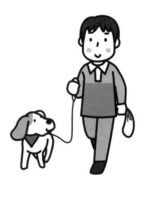

④ 子子
子子

ヒント 動物です。

⑤ 飯飯
飯飯飯

⑥ 敵敵敵
敵敵敵

⑦ 屋屋屋
屋屋屋屋

⑧ ギ　　ギ
　ギギギ
　ギギ
　　ギ

⑨ しししししししし

30 漢字クロスワードパズル

下の□の中にある漢字を，空いているマスに入れてください。全部使います。

平		■		待
■	果		■	
区	■	理		室
	段	■	学	■
■		武		狩

科	期	落	成
者	物	別	合

31 いろんな題名，どんな色？

童話や昔話の題名には色が使われているものがあります。□にはどんな色が入るでしょうか。同じ色は登場しません。

① □ずきんちゃん

② □雪姫

③ □太郎

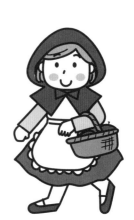

④ □の斧，□の斧

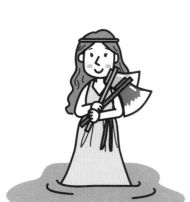

⑤ 分福□釜

⑥ □かぶり姫

32

なくなったものは，どれでしょう。

色々なものが並んでいます。10秒ほど見て，次のページの問題に答えてください。

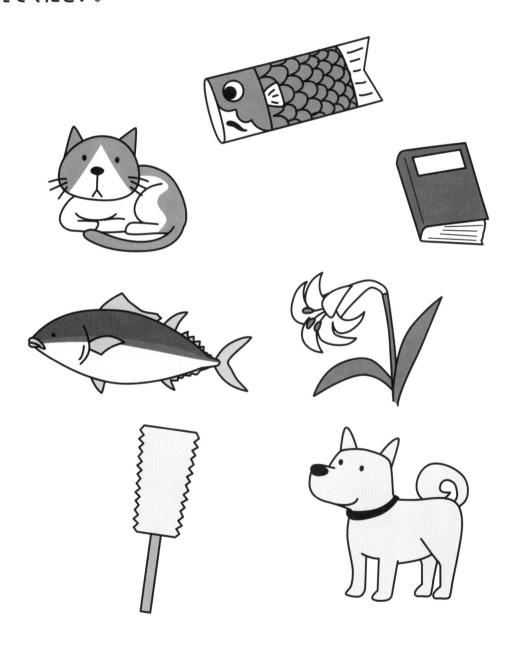

| 問題 | なくなって，入れ替わったものはなんでしょう。

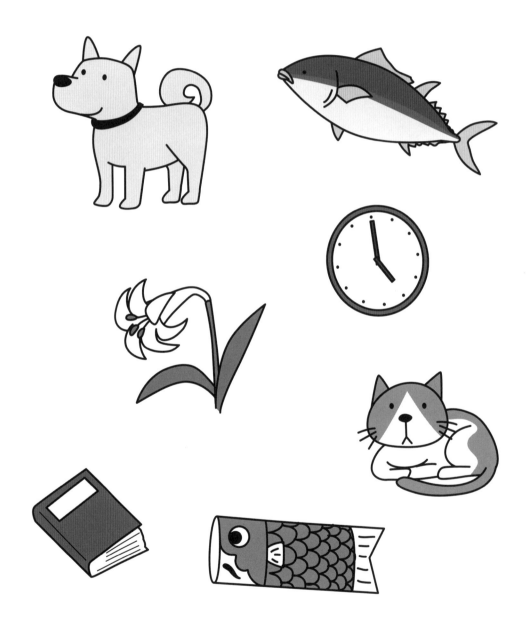

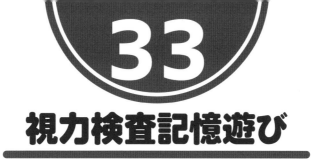

視力検査記憶遊び

こんな視力検査をしたことがありますね。
　では，どこが開いていたかおぼえてください。そして，次の頁の問題に答えてください。

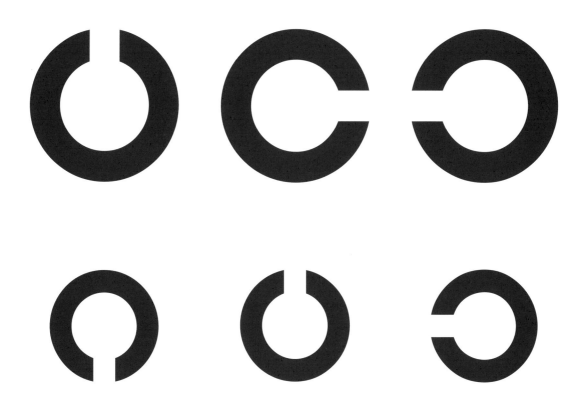

| 問題 | 前のページと違う環はどれでしょう。答えてください。

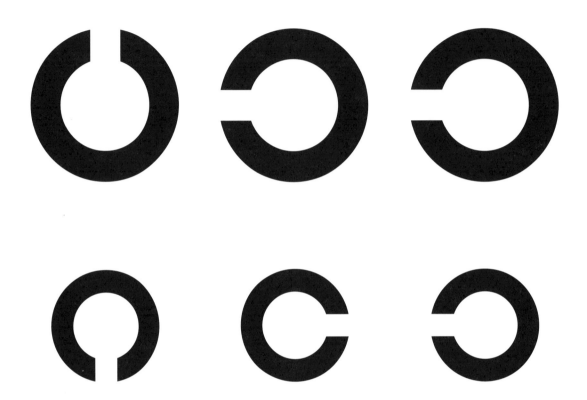

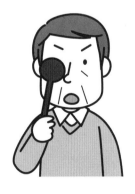

34 よく聞くカタカナ語

わかったようでわからないカタカナ語があふれています。2つの説明で正しい方を選んでください。

① ケアマネージャー
ア 高齢者，障害者の介護と指導を行う専門家で，介護福祉士という。
イ 介護保険制度の中核を担う専門家で，介護支援専門員という。

② メンテナンス
ア 建物や機械が常に正常であるように世話をすること。
イ 男の人の美容。

③ ホームドクター
ア 一つの建物で一緒に開業しているさまざまな医者のこと。
イ わが家のかかりつけ医。

④ キャッシュバック
ア 買い物をしたあと，代金の一部が返されること。
イ 銀行から利子を受け取ること。

⑤ オリジナルグッズ
ア 個人が自分のデザインで作ったアクセサリー。
イ 特定の店や行事などで販売される限定品。

⑥ エスエヌエス（SNS）
ア 磁石のS極N極のこと。
イ 特定の仲間が，ネット上で情報の交換をし合うこと。

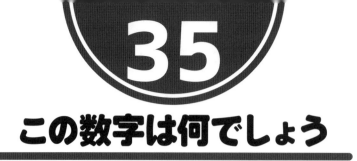

この数字は何でしょう

一度は見かけたことのある数字です。

① 3.14 丸い。

② 1　5　10　50　100　500  買い物。

③ 365

④ 70　77　80　88　90　99  おめでたい。

⑤ 1　1　2　43 全国。

⑥ 3776  日本一。

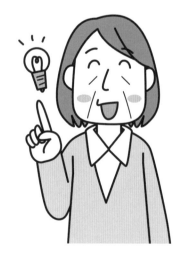

36 世界一・日本一クイズ

二択クイズです。どちらが正しいか選んでください。だんだん難しくなります。

① 日本で一番高い山は？
（　御嶽山　　富士山　）

② 日本で一番大きい島は？
（　本州　　北海道　）

③ 世界で一番狭い国は？
（　オランダ　　バチカン市国　）

④ 世界で一番ノーベル賞受賞者を出している国は？
（　ドイツ　　アメリカ　）

⑤ 日本で一番短い名の駅は？
（　津　　姫　）

⑥ 日本で一番高い所にある県庁の所在地は？
（　山形市　　長野市　）

⑦ 日本で一番低いところにあるJRの駅は，京葉線東京駅です。
　　ではどのくらい低いのでしょう？
（　約マイナス３０ｍ　　約マイナス１５ｍ　）

37 おまけの漢字クイズ絵

　江戸時代にはやった判じ絵（クイズ絵）の漢字版です。不思議な漢字がならんでいます。いったいどう読むのでしょう。あててください。

①

ヒント　動物です。

②

ヒント　果物です。

名歌・名句穴埋めクイズ

次の俳句や和歌の□にはどんな言葉が入るでしょうか。三つの言葉から選んでください。

① 夏□や兵どもが夢の跡　松尾芭蕉
（川・草・山）

② 五月雨や大河を前に家□軒　与謝蕪村
（一・二・三）

③ いくたびも□の深さを尋ねけり　正岡子規
（雪・海・池）

④ 春過ぎて□来にけらし白妙の衣ほすてふ天の香具山　持統天皇
（母・蝶・夏）

⑤ 奥山に紅葉踏みわけ鳴く□の声聞く時ぞ秋は悲しき　猿丸大夫
（鳥・鹿・虫）

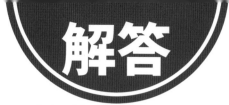

1　クイズ絵，ウォーミングアップ　p.6
①寝正月　②かき氷　③トマト

2　クイズ絵　〇〇しい編　p.7
①痛々しい　②瑞々しい(みずみず)　③晴れ晴れしい　④憎々しい

3　令和の令はどう書くの？　p.8
③　＊文化庁の見解では，文字の形は慣習によるもので，どちらでも問題はないとのことです。ちなみに小学校では「令」を教えています。

4　クイズ絵を楽しもう　p.9
①梨　②めまい　③ハート（ハトが伸びている）

5　大自然の間違い探し　p.10

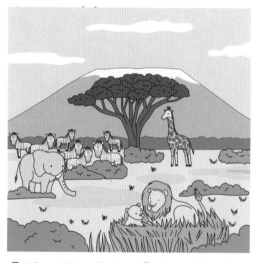
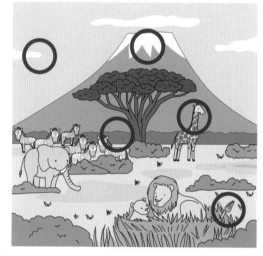

①雲の形が違う　②山の形が違う　③シマウマが一頭いない
④キリンの向きが逆　⑤ライオンのしっぽの傾きが違う

6　ことわざクイズ　p.12
①日／日　②聞／見　③目／目　④一／十　⑤日／言

7　料理に出てくる漢字を読んでみよう　p.13
①メン　②いた(める)　③かんづめ　④む(す)　⑤す　⑥からし　⑦び

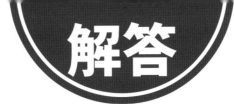

8 クイズ絵，ここはどこ？ p.14

①スイス（水・巣） ②パリ（針に゜） ③釧路（九・城） ④埼玉（サイ・玉） ⑤富山（戸・山） ⑥愛媛（絵・姫） ⑦横浜（横歯・馬）

9 ダジャレを楽しもう p.16

①いけ ②くに ③はした

10 同じ目を見つけよう p.17

⑤

11 「゛」「゜」クイズ絵 p.18

①ダンス ②ガ ③ダイヤ ④パパ ⑤パン（もしくはパンコ） ⑥銀

12 決まり文句虫食いクイズ p.20

①はち ②そだ ③すみ ④まつたけ ⑤はし ⑥あき ⑦みやこ ⑧きいろ ＊若者の未熟さ，をあざけって言う言葉。 ⑨しお ⑩うま ＊夕立は馬の背の反対側に降っても，もう片方の側には降らないこと。夕立の降る範囲の狭さを言う言葉。

13 なくなったお菓子はどれでしょう p.21

アメ

14 文章問題 スズメは何羽？ p.23

①2羽 ②4人

15 どっちが正しい言い方？ p.24

①ア ＊アとイのどちらも正しいが，「いちだんらく」が本来の使い方。
②ア ③イ ④ア

16 いなくなったものは，どれでしょう。 p.25

ツルとコンドルが入れ替わっている。

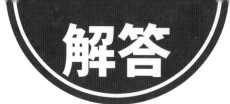

17　漢字パズル　小学校で習う漢字編　p.28
①大　②中　③金　④見　⑤水　⑥追　⑦進　⑧雪　⑨国　⑩生

18　カレンダークイズ（算数）　p.30

日	月	火
7	8	9
14	15	16
21	22	23

19　日本の歴史おもしろクイズ　p.31
①〇　＊781年に噴火。　②早朝　＊「冬はつとめて。」　③3分の1　＊戦国時代の終わりから江戸時代初め世界の約3分の1の銀を産出した。　④鮭の皮　⑤象　⑥明治時代　＊明治8（1875）年の平民苗字必称義務令より。　⑦〇　＊本多光太郎，北里柴三郎など多数。

20　しりとり1・2・3　p.32
①たいこ　②きもの　③ごりら／らじお　④なす／すし　⑤らくだ／だるま　⑥かがみもち／ちきゅう／うさぎ

21　読めたら最高にうれしい漢字クイズ　p.34
①ウ　②ア　③イ　＊アジサイのこと。　④ア　⑤ウ　⑥ア　⑦イ　⑧ウ　⑨ア　⑩ウ　⑪イ　⑫ア　⑬ウ　＊道が非常に曲がりくねっていること。　⑭ア

解答

22 果物をつなごう p.36

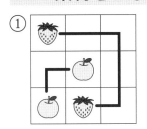
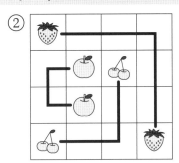
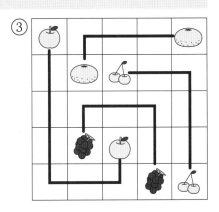

23 季語のクロスワードパズル p.37

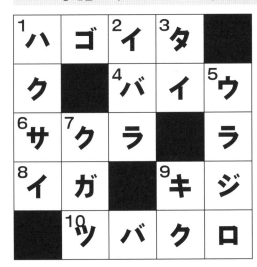

タテのカギ
①白菜　②茨　③鯛　⑤裏白
⑦九月　⑨菊

ヨコのカギ
①羽子板　④梅雨　⑥桜　⑧毬
⑨雉　⑩燕

24 俳句を作って黎明俳壇に投句しよう p.39

ぜひ，黎明俳壇にご投句ください！

25 文字の打ち間違いをさがそう p.40

①ひまですか／ひまだったら／うまい　②渡したい／あったら／おしえて　③ちんぼつ／よんでいます／ちんぼつ／するのでは／しんぱい　④今日は／体操へ／からだを　⑤せんしゅう／ひきました　⑥やきゅう／がっかり　⑦散歩／大変

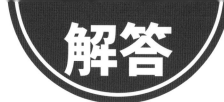

26　年号はいつまで？　p.42

①45年　＊1868年9月8日～1912年7月30日。　②15年　＊～1926年12月25日。　③64年　＊～1989年1月7日。　④31年　＊1989年1月8日～2019年4月30日。　⑤4年　＊1865年～1868年。

27　帽子探し　p.43

花子⑥　／　太郎②

28　待ち合わせ場所に行こう　p.44

B

29　漢字・ひらがな・カタカナのクイズ絵　p.46

①一番　＊番が一つ。　②荷（二）物　③散（三）歩　④獅（四）子　⑤ご（五）飯　⑥無（六）敵　⑦質（七）屋　⑧ヤ（八）ギ　⑨く（九）し

30　漢字クロスワードパズル　p.49

平	成		期	待
	果	物		合
区		理	科	室
別	段		学	
	落	武	者	狩

31　いろんな題名，どんな色？　p.50

①赤　②白　③桃　④金／銀　⑤茶　⑥灰　＊シンデレラのこと。

32　なくなったものは，どれでしょう。　p.51

のこぎりと時計が入れ替わっている。

33 視力検査記憶遊び p.53

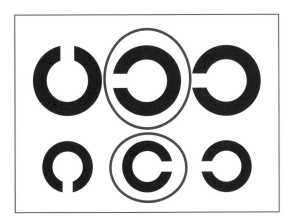

上段の真ん中，下段の真ん中のランドルト環が違っています。

34 よく聞くカタカナ語 p.55

①イ　②ア　③イ　④ア　⑤イ　⑥イ　＊ソーシャルネットワークサービスのこと。

35 この数字は何でしょう p.56

①円周率　②日本の硬貨の種類　③1年の日数　④長寿を祝う年齢　＊古希，喜寿，傘寿，米寿，卒寿，白寿　⑤日本の都道府県の数　＊1都1道2府43県　⑥富士山の高さ（標高）

36 世界一・日本一クイズ p.57

①富士山　②北海道　③バチカン市国　④アメリカ　⑤津　⑥長野市　＊長野市は海抜約370m，山形市は海抜約200m。　⑧約マイナス30m　＊正確には海抜マイナス29.19m

37 おまけの漢字クイズ絵 p.58

①ねこ　②いちご

38 名歌・名句穴埋めクイズ p.59

①草　②二　③雪　④夏　⑤鹿

●編者紹介

脳トレーニング研究会

知的好奇心を満たし，知的教養を高めるクイズ，脳トレーニング効果のある楽しいクイズを日夜，研究・開発している研究会。
おもな著書
『バラエティクイズ＆ぬり絵で脳トレーニング』
『シニアのための記憶力遊び＆とんち・言葉クイズ』
『シニアのための記憶力遊び＆脳トレクイズ』
『シニアのための笑ってできる生活力向上クイズ＆脳トレ遊び』
『シニアの脳を鍛える 教養アップクイズ＆記憶力向上遊び』
『シニアが毎日楽しくできる週間脳トレ遊び─癒やしのマンダラ付き─』
『シニアの面白脳トレーニング222』
『クイズで覚える日本の二十四節気＆七十二候』
『クイズで覚える難読漢字＆漢字を楽しむ一筆メール』
『孫子の兵法で脳トレーニング』
『コピーして使えるシニアの漢字で脳トレーニング』
『コピーして使えるシニアの脳トレーニング遊び』
『コピーして使えるシニアの漢字トレーニングクイズ』
『コピーして使えるシニアの漢字なぞなぞ＆クイズ』
『コピーして使えるシニアの漢字楽楽トレーニング』
『コピーして使えるシニアの漢字パズル＆脳トレ遊び』

協力：滝澤政司（9　ダジャレを楽しもう）

イラスト：さややん。

コピーして使えるシニアのクイズ絵＆言葉遊び・記憶遊び

2019年9月10日　初版発行

編　者	脳トレーニング研究会	
発 行 者	武馬久仁裕	
印　刷	株式会社太洋社	
製　本	株式会社太洋社	

発行所　　　株式会社　黎明書房

〒460-0002　名古屋市中区丸の内3-6-27　EBSビル
☎052-962-3045　FAX052-951-9065　振替・00880-1-59001
〒101-0047　東京連絡所・千代田区内神田1-4-9　松苗ビル4階
☎03-3268-3470

落丁・乱丁本はお取替します。　ISBN978-4-654-05980-5
Ⓒ REIMEI SHOBO CO., LTD. 2019, Printed in Japan

俳句で楽しく脳トレしませんか。
黎明俳壇への投句のお誘い

シニアの皆さん。葉書でネットで気軽に投句してください。投句料は無料です。

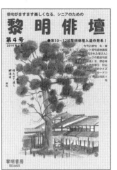

1　投句：投句は1回につき2句まで。下記の住所に葉書もしくは，メールにて小社内の黎明俳壇係にお送りください。投句料は無料です。
〒460-0002　名古屋市中区丸の内3-6-27EBSビル　黎明書房 黎明俳壇係
E-mail：mito-0310@reimei-shobo.com　Tel：052-953-7333
　　未発表作品に限ります。二重投句はご遠慮ください。選者が添削する場合がございます。投句の際は，ご住所・お名前（ふりがな）・電話番号を明記してください。詳しくは小社ホームページをご覧いただくか，係までお問い合わせください。小社ホームページは「黎明書房」で検索できます。

2　選句発表：特選，秀逸，ユーモア賞，佳作の作品を，隔月に小社ホームページ上に発表します。また，年2回（2月，8月を予定）発行の冊子『黎明俳壇』（オールカラー）に掲載いたします。冊子『黎明俳壇』は，特選，秀逸，ユーモア賞の方には贈呈させていただきます。冊子『黎明俳壇』は，定価500円（送料込）です。ご希望の方は，小社へ直接ご注文ください。代金は切手可。

3　お願い：掲載されました特選，秀逸，佳作の作品は，小社刊行物に使わせていただくことがあります。

4　選者：武馬久仁裕（黎明書房社長，俳人）

※詳しくは小社ホームページをご覧ください。

冊子『黎明俳壇』第5号　2019年8月刊行

Ａ4／25頁（オールカラー）定価500円（送料込）

数に限りがございます。お早めに直接小社までご注文ください。

夏の俳句・秋の俳句／添削講座　俳句はワンポイントで見違える／教科書に出てくる俳句をもっと深く，面白く読もう／シニアの私の一句・私の好きな一句／俳句エッセイ　ハイクバーに行こう／句碑巡りを楽しもう！　近くの句碑・遠くの句碑　三重県富田浜／俳句クイズコーナー／近代と俳句／第13回・第14回・第15回黎明俳壇　特選・秀逸・ユーモア賞・佳作／選評／選者詠（俳句と絵）

コピーして使えるシニアの脳トレーニング遊び シニアの脳トレーニング⑨ 脳トレーニング研究会編　B5・66頁　1700円		シニアが頭を気持ちよく使って楽しめる34種の脳トレ遊びを収録。判じ絵, 裏表記憶遊び, 究極のクロスワードパズル等, 飽きずに取り組めるユニークな脳トレ多数。コピーして施設でのレクにも。カラー8頁。
コピーして使えるシニアの漢字で脳トレーニング シニアの脳トレーニング⑧ 脳トレーニング研究会編　B5・68頁　1500円		漢字をテーマにしたクイズ, 遊び, なぞなぞ, 占い, 記憶力トレーニングなど, 易しいものから少し難しいものまで収録。漢字で思う存分楽しめ, 漢字の知識も飽きずに深められます。
シニアの面白脳トレーニング222 シニアの脳トレーニング⑦ 脳トレーニング研究会編　B5・65頁　1500円		「簡単な難しい漢字」「今日も記念日」「宝物の巻物を解読しよう」「円周率を覚えよう」等, 1冊で記憶力や推理力, ひらめき力・教養・感性等の能力の維持・強化をはかる面白脳トレを222題収録。
シニアが毎日楽しくできる週間脳トレ遊び　癒やしのマンダラ付き シニアの脳トレーニング⑥ 脳トレーニング研究会編　B5・68頁　1500円		1日1問の多種多様な脳トレで, 1年間毎日楽しく脳を鍛えられます。記憶力や生活力, 発想力や教養の向上に。好きな色に塗って「マイ・マンダラ」を作る「癒やしのマンダラ遊び」も収録しました。
シニアのための記憶力遊び&脳トレクイズ シニアの脳トレーニング④ 脳トレーニング研究会編　B5・62頁　1500円		簡単で楽しい記憶力遊びやなぞなぞ, 漢字パズル, クロスワードパズル, 3択クイズ, おもしろ文章問題などクイズが満載。シニアの脳の体操に最適です！　施設ではそのままコピーしてレクに使えます。2色刷。
シニアのための記憶力遊び&とんち・言葉クイズ シニアの脳トレーニング③ 脳トレーニング研究会編　B5・62頁　1574円		楽しく頭を使っていつまでもボケずに長生きしよう。簡単だけど頭をひねらないと解けない「とんちクイズ」や, 懐かしくも楽しい「なぞなぞ」, 絵を記憶して答える「記憶力遊び」などを収録。2色刷。
読んで、書いて二倍楽しむ美しい日本語 シニアの脳トレーニング② 武馬久仁裕編著　B5・63頁　1600円		和歌や物語, 俳句や詩, 花言葉など日本の美しい言葉, 楽しい言葉を厳選。読んだり, なぞって書くことで教養を高め脳を活性化できます。わかりやすい作者紹介や作品の解説付きで作品を深く味わえます。2色刷。
椅子に座ってできるシニアの1,2分間筋トレ体操55 斎藤道雄著　B5・68頁　1650円		ちょっとした空き時間に, イスに掛けたままでき, 道具も不要で, 誰もが楽しめる筋トレ体操を55種収録。よい姿勢を保つ力, 歩く力, 立ち上がる力等がつくなど, 生活に不可欠な力をつける体操が満載。2色刷。
1，2分でできるシニアの手・足・指体操61 斎藤道雄著　B5・72頁　1700円		いつでも, どこでも, 誰にでも, 手軽にできて, 運動効果抜群！　の手と足と指をメインにした体操を61種収録。現場スタッフのための体操の際の声掛けのコツ, 体操を盛り上げるポイント付き。2色刷。

＊表示価格は本体価格です。別途消費税がかかります。

■ホームページでは，新刊案内など小社刊行物の詳細な情報を提供しております。「総合目録」もダウンロードできます。http://www.reimei-shobo.com/